Mon carnet d'activités sportives

Aujourd'hui le :

Activité :   **Durée :**
Activité :   **Durée :**
Calories dépensées :

Aujourd'hui le :

Activité :   **Durée :**
Activité :   **Durée :**
Calories dépensées :

Aujourd'hui le :

Activité :   **Durée :**
Activité :   **Durée :**
Calories dépensées :

Aujourd'hui le :

Activité :   **Durée :**
Activité :   **Durée :**
Calories dépensées :

Aujourd'hui le :

Activité :   **Durée :**
Activité :   **Durée :**
Calories dépensées :

Mon carnet d'activités sportives

Aujourd'hui le : ______________________

Activité : ______________ **Durée :** ______________
Activité : ______________ **Durée :** ______________
Calories dépensées : ______________________

Aujourd'hui le : ______________________

Activité : ______________ **Durée :** ______________
Activité : ______________ **Durée :** ______________
Calories dépensées : ______________________

Le point sur la semaine :

Mon poids est de : ______________________

Combien d'activités sportives : ______________________

Durée totale : ______________________

Cumul des calories dépensées : ______________________

Notes sur mon ressenti, mes objectifs :

____

____

____

Mon carnet d'activités sportives

Aujourd'hui le :

Activité :   **Durée :**

Activité :   **Durée :**

Calories dépensées :

Aujourd'hui le :

Activité :   **Durée :**

Activité :   **Durée :**

Calories dépensées :

Aujourd'hui le :

Activité :   **Durée :**

Activité :   **Durée :**

Calories dépensées :

Aujourd'hui le :

Activité :   **Durée :**

Activité :   **Durée :**

Calories dépensées :

Aujourd'hui le :

Activité :   **Durée :**

Activité :   **Durée :**

Calories dépensées :

Mon carnet d'activités sportives

Aujourd'hui le : _______________________

Activité : _______________ **Durée :** _______________
Activité : _______________ **Durée :** _______________
Calories dépensées : _______________

Aujourd'hui le : _______________________

Activité : _______________ **Durée :** _______________
Activité : _______________ **Durée :** _______________
Calories dépensées : _______________

Le point sur la semaine :

Mon poids est de : _______________

Combien d'activités sportives : _______________

Durée totale : _______________

Cumul des calories dépensées : _______________

Notes sur mon ressenti, mes objectifs :

____

____

____

Mon carnet d'activités sportives

Aujourd'hui le :

Activité :   **Durée :**
Activité :   **Durée :**
Calories dépensées :

Aujourd'hui le :

Activité :   **Durée :**
Activité :   **Durée :**
Calories dépensées :

Aujourd'hui le :

Activité :   **Durée :**
Activité :   **Durée :**
Calories dépensées :

Aujourd'hui le :

Activité :   **Durée :**
Activité :   **Durée :**
Calories dépensées :

Aujourd'hui le :

Activité :   **Durée :**
Activité :   **Durée :**
Calories dépensées :

Mon carnet d'activités sportives

Aujourd'hui le :

Activité :   **Durée :**
Activité :   **Durée :**
Calories dépensées :

Aujourd'hui le :

Activité :   **Durée :**
Activité :   **Durée :**
Calories dépensées :

Le point sur la semaine :

Mon poids est de :

Combien d'activités sportives :

Durée totale :

Cumul des calories dépensées :

Notes sur mon ressenti, mes objectifs :

Mon carnet d'activités sportives

Aujourd'hui le :

Activité :   **Durée :**

Activité :   **Durée :**

Calories dépensées :

Aujourd'hui le :

Activité :   **Durée :**

Activité :   **Durée :**

Calories dépensées :

Aujourd'hui le :

Activité :   **Durée :**

Activité :   **Durée :**

Calories dépensées :

Aujourd'hui le :

Activité :   **Durée :**

Activité :   **Durée :**

Calories dépensées :

Aujourd'hui le :

Activité :   **Durée :**

Activité :   **Durée :**

Calories dépensées :

Mon carnet d'activités sportives

Aujourd'hui le :

Activité :   **Durée :**

Activité :   **Durée :**

Calories dépensées :

Aujourd'hui le :

Activité :   **Durée :**

Activité :   **Durée :**

Calories dépensées :

Le point sur la semaine :

Mon poids est de :

Combien d'activités sportives :

Durée totale :

Cumul des calories dépensées :

Notes sur mon ressenti, mes objectifs :

Mon carnet d'activités sportives

Aujourd'hui le :

Activité :   **Durée :**
Activité :   **Durée :**
Calories dépensées :

Aujourd'hui le :

Activité :   **Durée :**
Activité :   **Durée :**
Calories dépensées :

Aujourd'hui le :

Activité :   **Durée :**
Activité :   **Durée :**
Calories dépensées :

Aujourd'hui le :

Activité :   **Durée :**
Activité :   **Durée :**
Calories dépensées :

Aujourd'hui le :

Activité :   **Durée :**
Activité :   **Durée :**
Calories dépensées :

Mon carnet d'activités sportives

Aujourd'hui le : _______________________________

Activité : _________________ **Durée :** _______________
Activité : _________________ **Durée :** _______________
Calories dépensées : _______________________________

Aujourd'hui le : _______________________________

Activité : _________________ **Durée :** _______________
Activité : _________________ **Durée :** _______________
Calories dépensées : _______________________________

Le point sur la semaine :

Mon poids est de : _______________________________

Combien d'activités sportives : _______________________________

Durée totale : _______________________________

Cumul des calories dépensées : _______________________________

Notes sur mon ressenti, mes objectifs :

____

____

____

Mon carnet d'activités sportives

Aujourd'hui le :

Activité :   **Durée :**
Activité :   **Durée :**
Calories dépensées :

Aujourd'hui le :

Activité :   **Durée :**
Activité :   **Durée :**
Calories dépensées :

Aujourd'hui le :

Activité :   **Durée :**
Activité :   **Durée :**
Calories dépensées :

Aujourd'hui le :

Activité :   **Durée :**
Activité :   **Durée :**
Calories dépensées :

Aujourd'hui le :

Activité :   **Durée :**
Activité :   **Durée :**
Calories dépensées :

Mon carnet d'activités sportives

Aujourd'hui le : _______________________

Activité : _______________ **Durée :** _______________
Activité : _______________ **Durée :** _______________
Calories dépensées : _______________________

Aujourd'hui le : _______________________

Activité : _______________ **Durée :** _______________
Activité : _______________ **Durée :** _______________
Calories dépensées : _______________________

Le point sur la semaine :

Mon poids est de : _______________________

Combien d'activités sportives : _______________________

Durée totale : _______________________

Cumul des calories dépensées : _______________________

Notes sur mon ressenti, mes objectifs :

____

____

____

Mon carnet d'activités sportives

Aujourd'hui le :

Activité :   **Durée :**
Activité :   **Durée :**
Calories dépensées :

Aujourd'hui le :

Activité :   **Durée :**
Activité :   **Durée :**
Calories dépensées :

Aujourd'hui le :

Activité :   **Durée :**
Activité :   **Durée :**
Calories dépensées :

Aujourd'hui le :

Activité :   **Durée :**
Activité :   **Durée :**
Calories dépensées :

Aujourd'hui le :

Activité :   **Durée :**
Activité :   **Durée :**
Calories dépensées :

Mon carnet d'activités sportives

Aujourd'hui le : _______________________________

Activité : _________________ **Durée :** _____________
Activité : _________________ **Durée :** _____________
Calories dépensées : _______________________

Aujourd'hui le : _______________________________

Activité : _________________ **Durée :** _____________
Activité : _________________ **Durée :** _____________
Calories dépensées : _______________________

Le point sur la semaine :

Mon poids est de : _______________________________

Combien d'activités sportives : _______________________

Durée totale : _______________________________

Cumul des calories dépensées : _______________________

Notes sur mon ressenti, mes objectifs :

____

____

Mon carnet d'activités sportives

Aujourd'hui le :

Activité :   **Durée :**
Activité :   **Durée :**
Calories dépensées :

Aujourd'hui le :

Activité :   **Durée :**
Activité :   **Durée :**
Calories dépensées :

Aujourd'hui le :

Activité :   **Durée :**
Activité :   **Durée :**
Calories dépensées :

Aujourd'hui le :

Activité :   **Durée :**
Activité :   **Durée :**
Calories dépensées :

Aujourd'hui le :

Activité :   **Durée :**
Activité :   **Durée :**
Calories dépensées :

Mon carnet d'activités sportives

Aujourd'hui le : _______________

Activité : _______________ **Durée :** _______________
Activité : _______________ **Durée :** _______________
Calories dépensées : _______________

Aujourd'hui le : _______________

Activité : _______________ **Durée :** _______________
Activité : _______________ **Durée :** _______________
Calories dépensées : _______________

Le point sur la semaine :

Mon poids est de : _______________

Combien d'activités sportives : _______________

Durée totale : _______________

Cumul des calories dépensées : _______________

Notes sur mon ressenti, mes objectifs :

____

____

____

Mon carnet d'activités sportives

Aujourd'hui le :

Activité :   **Durée :**
Activité :   **Durée :**
Calories dépensées :

Aujourd'hui le :

Activité :   **Durée :**
Activité :   **Durée :**
Calories dépensées :

Aujourd'hui le :

Activité :   **Durée :**
Activité :   **Durée :**
Calories dépensées :

Aujourd'hui le :

Activité :   **Durée :**
Activité :   **Durée :**
Calories dépensées :

Aujourd'hui le :

Activité :   **Durée :**
Activité :   **Durée :**
Calories dépensées :

Mon carnet d'activités sportives

Aujourd'hui le :

Activité :   **Durée :**
Activité :   **Durée :**
Calories dépensées :

Aujourd'hui le :

Activité :   **Durée :**
Activité :   **Durée :**
Calories dépensées :

Le point sur la semaine :

Mon poids est de :

Combien d'activités sportives :

Durée totale :

Cumul des calories dépensées :

Notes sur mon ressenti, mes objectifs :

Mon carnet d'activités sportives

Aujourd'hui le :

Activité :   **Durée :**
Activité :   **Durée :**
Calories dépensées :

Aujourd'hui le :

Activité :   **Durée :**
Activité :   **Durée :**
Calories dépensées :

Aujourd'hui le :

Activité :   **Durée :**
Activité :   **Durée :**
Calories dépensées :

Aujourd'hui le :

Activité :   **Durée :**
Activité :   **Durée :**
Calories dépensées :

Aujourd'hui le :

Activité :   **Durée :**
Activité :   **Durée :**
Calories dépensées :

Mon carnet d'activités sportives

Aujourd'hui le :

Activité : **Durée :**
Activité : **Durée :**
Calories dépensées :

Aujourd'hui le :

Activité : **Durée :**
Activité : **Durée :**
Calories dépensées :

Le point sur la semaine :

Mon poids est de :

Combien d'activités sportives :

Durée totale :

Cumul des calories dépensées :

Notes sur mon ressenti, mes objectifs :

Mon carnet d'activités sportives

Aujourd'hui le :

Activité :   **Durée :**
Activité :   **Durée :**
Calories dépensées :

Aujourd'hui le :

Activité :   **Durée :**
Activité :   **Durée :**
Calories dépensées :

Aujourd'hui le :

Activité :   **Durée :**
Activité :   **Durée :**
Calories dépensées :

Aujourd'hui le :

Activité :   **Durée :**
Activité :   **Durée :**
Calories dépensées :

Aujourd'hui le :

Activité :   **Durée :**
Activité :   **Durée :**
Calories dépensées :

Mon carnet d'activités sportives

Aujourd'hui le :

Activité :   **Durée :**

Activité :   **Durée :**

Calories dépensées :

Aujourd'hui le :

Activité :   **Durée :**

Activité :   **Durée :**

Calories dépensées :

Le point sur la semaine :

Mon poids est de :

Combien d'activités sportives :

Durée totale :

Cumul des calories dépensées :

Notes sur mon ressenti, mes objectifs :

Mon carnet d'activités sportives

Aujourd'hui le :

Activité :   **Durée :**

Activité :   **Durée :**

Calories dépensées :

Aujourd'hui le :

Activité :   **Durée :**

Activité :   **Durée :**

Calories dépensées :

Aujourd'hui le :

Activité :   **Durée :**

Activité :   **Durée :**

Calories dépensées :

Aujourd'hui le :

Activité :   **Durée :**

Activité :   **Durée :**

Calories dépensées :

Aujourd'hui le :

Activité :   **Durée :**

Activité :   **Durée :**

Calories dépensées :

Mon carnet d'activités sportives

Aujourd'hui le :

Activité :   **Durée :**

Activité :   **Durée :**

Calories dépensées :

Aujourd'hui le :

Activité :   **Durée :**

Activité :   **Durée :**

Calories dépensées :

Le point sur la semaine :

Mon poids est de :

Combien d'activités sportives :

Durée totale :

Cumul des calories dépensées :

Notes sur mon ressenti, mes objectifs :

Mon carnet d'activités sportives

Aujourd'hui le :

Activité :   **Durée :**
Activité :   **Durée :**
Calories dépensées :

Aujourd'hui le :

Activité :   **Durée :**
Activité :   **Durée :**
Calories dépensées :

Aujourd'hui le :

Activité :   **Durée :**
Activité :   **Durée :**
Calories dépensées :

Aujourd'hui le :

Activité :   **Durée :**
Activité :   **Durée :**
Calories dépensées :

Aujourd'hui le :

Activité :   **Durée :**
Activité :   **Durée :**
Calories dépensées :

Mon carnet d'activités sportives

Aujourd'hui le :

Activité :   **Durée :**
Activité :   **Durée :**
Calories dépensées :

Aujourd'hui le :

Activité :   **Durée :**
Activité :   **Durée :**
Calories dépensées :

Le point sur la semaine :

Mon poids est de :

Combien d'activités sportives :

Durée totale :

Cumul des calories dépensées :

Notes sur mon ressenti, mes objectifs :

Mon carnet d'activités sportives

Aujourd'hui le :

Activité :   Durée :
Activité :   Durée :
Calories dépensées :

Aujourd'hui le :

Activité :   Durée :
Activité :   Durée :
Calories dépensées :

Aujourd'hui le :

Activité :   Durée :
Activité :   Durée :
Calories dépensées :

Aujourd'hui le :

Activité :   Durée :
Activité :   Durée :
Calories dépensées :

Aujourd'hui le :

Activité :   Durée :
Activité :   Durée :
Calories dépensées :

Mon carnet d'activités sportives

Aujourd'hui le :

Activité :   **Durée :**
Activité :   **Durée :**
Calories dépensées :

Aujourd'hui le :

Activité :   **Durée :**
Activité :   **Durée :**
Calories dépensées :

Le point sur la semaine :

Mon poids est de :

Combien d'activités sportives :

Durée totale :

Cumul des calories dépensées :

Notes sur mon ressenti, mes objectifs :

Mon carnet d'activités sportives

Aujourd'hui le :

Activité :   **Durée :**
Activité :   **Durée :**
Calories dépensées :

Aujourd'hui le :

Activité :   **Durée :**
Activité :   **Durée :**
Calories dépensées :

Aujourd'hui le :

Activité :   **Durée :**
Activité :   **Durée :**
Calories dépensées :

Aujourd'hui le :

Activité :   **Durée :**
Activité :   **Durée :**
Calories dépensées :

Aujourd'hui le :

Activité :   **Durée :**
Activité :   **Durée :**
Calories dépensées :

Mon carnet d'activités sportives

Aujourd'hui le : _______________________________

Activité : _______________ **Durée :** _______________
Activité : _______________ **Durée :** _______________
Calories dépensées : _______________________________

Aujourd'hui le : _______________________________

Activité : _______________ **Durée :** _______________
Activité : _______________ **Durée :** _______________
Calories dépensées : _______________________________

Le point sur la semaine :

Mon poids est de : _______________________________

Combien d'activités sportives : _______________________________

Durée totale : _______________________________

Cumul des calories dépensées : _______________________________

Notes sur mon ressenti, mes objectifs :

____

____

____

Mon carnet d'activités sportives

Aujourd'hui le :

Activité :   **Durée :**
Activité :   **Durée :**
Calories dépensées :

Aujourd'hui le :

Activité :   **Durée :**
Activité :   **Durée :**
Calories dépensées :

Aujourd'hui le :

Activité :   **Durée :**
Activité :   **Durée :**
Calories dépensées :

Aujourd'hui le :

Activité :   **Durée :**
Activité :   **Durée :**
Calories dépensées :

Aujourd'hui le :

Activité :   **Durée :**
Activité :   **Durée :**
Calories dépensées :

Mon carnet d'activités sportives

Aujourd'hui le :

Activité :   **Durée :**
Activité :   **Durée :**
Calories dépensées :

Aujourd'hui le :

Activité :   **Durée :**
Activité :   **Durée :**
Calories dépensées :

Le point sur la semaine :

Mon poids est de :

Combien d'activités sportives :

Durée totale :

Cumul des calories dépensées :

Notes sur mon ressenti, mes objectifs :

Mon carnet d'activités sportives

Aujourd'hui le :

Activité :   **Durée :**
Activité :   **Durée :**
Calories dépensées :

Aujourd'hui le :

Activité :   **Durée :**
Activité :   **Durée :**
Calories dépensées :

Aujourd'hui le :

Activité :   **Durée :**
Activité :   **Durée :**
Calories dépensées :

Aujourd'hui le :

Activité :   **Durée :**
Activité :   **Durée :**
Calories dépensées :

Aujourd'hui le :

Activité :   **Durée :**
Activité :   **Durée :**
Calories dépensées :

Mon carnet d'activités sportives

Aujourd'hui le : ______________________

Activité : ______________   **Durée :** ______________
Activité : ______________   **Durée :** ______________
Calories dépensées : ______________

Aujourd'hui le : ______________________

Activité : ______________   **Durée :** ______________
Activité : ______________   **Durée :** ______________
Calories dépensées : ______________

Le point sur la semaine :

Mon poids est de : ______________________

Combien d'activités sportives : ______________________

Durée totale : ______________________

Cumul des calories dépensées : ______________________

Notes sur mon ressenti, mes objectifs :

____

____

____

Mon carnet d'activités sportives

Aujourd'hui le :

Activité :   **Durée :**
Activité :   **Durée :**
Calories dépensées :

Aujourd'hui le :

Activité :   **Durée :**
Activité :   **Durée :**
Calories dépensées :

Aujourd'hui le :

Activité :   **Durée :**
Activité :   **Durée :**
Calories dépensées :

Aujourd'hui le :

Activité :   **Durée :**
Activité :   **Durée :**
Calories dépensées :

Aujourd'hui le :

Activité :   **Durée :**
Activité :   **Durée :**
Calories dépensées :

Mon carnet d'activités sportives

Aujourd'hui le :

Activité :   **Durée :**

Activité :   **Durée :**

Calories dépensées :

Aujourd'hui le :

Activité :   **Durée :**

Activité :   **Durée :**

Calories dépensées :

Le point sur la semaine :

Mon poids est de :

Combien d'activités sportives :

Durée totale :

Cumul des calories dépensées :

Notes sur mon ressenti, mes objectifs :

Mon carnet d'activités sportives

Aujourd'hui le :

Activité :   **Durée :**
Activité :   **Durée :**
Calories dépensées :

Aujourd'hui le :

Activité :   **Durée :**
Activité :   **Durée :**
Calories dépensées :

Aujourd'hui le :

Activité :   **Durée :**
Activité :   **Durée :**
Calories dépensées :

Aujourd'hui le :

Activité :   **Durée :**
Activité :   **Durée :**
Calories dépensées :

Aujourd'hui le :

Activité :   **Durée :**
Activité :   **Durée :**
Calories dépensées :

Mon carnet d'activités sportives

Aujourd'hui le : _______________

Activité : _______________ **Durée :** _______________
Activité : _______________ **Durée :** _______________
Calories dépensées : _______________

Aujourd'hui le : _______________

Activité : _______________ **Durée :** _______________
Activité : _______________ **Durée :** _______________
Calories dépensées : _______________

Le point sur la semaine :

Mon poids est de : _______________

Combien d'activités sportives : _______________

Durée totale : _______________

Cumul des calories dépensées : _______________

Notes sur mon ressenti, mes objectifs :

____

____

____

Mon carnet d'activités sportives

Aujourd'hui le :

Activité :   **Durée :**
Activité :   **Durée :**
Calories dépensées :

Aujourd'hui le :

Activité :   **Durée :**
Activité :   **Durée :**
Calories dépensées :

Aujourd'hui le :

Activité :   **Durée :**
Activité :   **Durée :**
Calories dépensées :

Aujourd'hui le :

Activité :   **Durée :**
Activité :   **Durée :**
Calories dépensées :

Aujourd'hui le :

Activité :   **Durée :**
Activité :   **Durée :**
Calories dépensées :

Mon carnet d'activités sportives

Aujourd'hui le : _______________________________

Activité : _______________ Durée : _______________
Activité : _______________ Durée : _______________
Calories dépensées : _______________

Aujourd'hui le : _______________________________

Activité : _______________ Durée : _______________
Activité : _______________ Durée : _______________
Calories dépensées : _______________

Le point sur la semaine :

Mon poids est de : _______________________

Combien d'activités sportives : _______________

Durée totale : _______________

Cumul des calories dépensées : _______________

Notes sur mon ressenti, mes objectifs :

____

____

____

Mon carnet d'activités sportives

Aujourd'hui le :

Activité :   **Durée :**
Activité :   **Durée :**
Calories dépensées :

Aujourd'hui le :

Activité :   **Durée :**
Activité :   **Durée :**
Calories dépensées :

Aujourd'hui le :

Activité :   **Durée :**
Activité :   **Durée :**
Calories dépensées :

Aujourd'hui le :

Activité :   **Durée :**
Activité :   **Durée :**
Calories dépensées :

Aujourd'hui le :

Activité :   **Durée :**
Activité :   **Durée :**
Calories dépensées :

<h3 align="center">Mon carnet d'activités sportives</h3>

Aujourd'hui le :

Activité :   **Durée :**
Activité :   **Durée :**
Calories dépensées :

Aujourd'hui le :

Activité :   **Durée :**
Activité :   **Durée :**
Calories dépensées :

Le point sur la semaine :

Mon poids est de :

Combien d'activités sportives :

Durée totale :

Cumul des calories dépensées :

Notes sur mon ressenti, mes objectifs :

Mon carnet d'activités sportives

Aujourd'hui le :

Activité :   **Durée :**
Activité :   **Durée :**
Calories dépensées :

Aujourd'hui le :

Activité :   **Durée :**
Activité :   **Durée :**
Calories dépensées :

Aujourd'hui le :

Activité :   **Durée :**
Activité :   **Durée :**
Calories dépensées :

Aujourd'hui le :

Activité :   **Durée :**
Activité :   **Durée :**
Calories dépensées :

Aujourd'hui le :

Activité :   **Durée :**
Activité :   **Durée :**
Calories dépensées :

Mon carnet d'activités sportives

Aujourd'hui le : ________________________

Activité : ____________ **Durée :** ____________
Activité : ____________ **Durée :** ____________
Calories dépensées : ____________

Aujourd'hui le : ________________________

Activité : ____________ **Durée :** ____________
Activité : ____________ **Durée :** ____________
Calories dépensées : ____________

Le point sur la semaine :

Mon poids est de : ____________________

Combien d'activités sportives : ____________

Durée totale : ____________

Cumul des calories dépensées : ____________

Notes sur mon ressenti, mes objectifs :

____

____

____

Mon carnet d'activités sportives

Aujourd'hui le :

Activité :   **Durée :**
Activité :   **Durée :**
Calories dépensées :

Aujourd'hui le :

Activité :   **Durée :**
Activité :   **Durée :**
Calories dépensées :

Aujourd'hui le :

Activité :   **Durée :**
Activité :   **Durée :**
Calories dépensées :

Aujourd'hui le :

Activité :   **Durée :**
Activité :   **Durée :**
Calories dépensées :

Aujourd'hui le :

Activité :   **Durée :**
Activité :   **Durée :**
Calories dépensées :

Mon carnet d'activités sportives

Aujourd'hui le :

Activité :   **Durée :**
Activité :   **Durée :**
Calories dépensées :

Aujourd'hui le :

Activité :   **Durée :**
Activité :   **Durée :**
Calories dépensées :

Le point sur la semaine :

Mon poids est de :

Combien d'activités sportives :

Durée totale :

Cumul des calories dépensées :

Notes sur mon ressenti, mes objectifs :

Mon carnet d'activités sportives

Aujourd'hui le :

Activité :   **Durée :**
Activité :   **Durée :**
Calories dépensées :

Aujourd'hui le :

Activité :   **Durée :**
Activité :   **Durée :**
Calories dépensées :

Aujourd'hui le :

Activité :   **Durée :**
Activité :   **Durée :**
Calories dépensées :

Aujourd'hui le :

Activité :   **Durée :**
Activité :   **Durée :**
Calories dépensées :

Aujourd'hui le :

Activité :   **Durée :**
Activité :   **Durée :**
Calories dépensées :

Mon carnet d'activités sportives

Aujourd'hui le : ___________________________

Activité : _______________ **Durée :** _______________
Activité : _______________ **Durée :** _______________
Calories dépensées : _______________________

Aujourd'hui le : ___________________________

Activité : _______________ **Durée :** _______________
Activité : _______________ **Durée :** _______________
Calories dépensées : _______________________

Le point sur la semaine :

Mon poids est de : _______________________

Combien d'activités sportives : _______________________

Durée totale : _______________________

Cumul des calories dépensées : _______________________

Notes sur mon ressenti, mes objectifs :

____

____

____

Mon carnet d'activités sportives

Aujourd'hui le :

Activité : **Durée :**
Activité : **Durée :**
Calories dépensées :

Aujourd'hui le :

Activité : **Durée :**
Activité : **Durée :**
Calories dépensées :

Aujourd'hui le :

Activité : **Durée :**
Activité : **Durée :**
Calories dépensées :

Aujourd'hui le :

Activité : **Durée :**
Activité : **Durée :**
Calories dépensées :

Aujourd'hui le :

Activité : **Durée :**
Activité : **Durée :**
Calories dépensées :

Mon carnet d'activités sportives

Aujourd'hui le :

Activité :   Durée :
Activité :   Durée :
Calories dépensées :

Aujourd'hui le :

Activité :   Durée :
Activité :   Durée :
Calories dépensées :

Le point sur la semaine :

Mon poids est de :

Combien d'activités sportives :

Durée totale :

Cumul des calories dépensées :

Notes sur mon ressenti, mes objectifs :

Mon carnet d'activités sportives

Aujourd'hui le :

Activité :   **Durée :**
Activité :   **Durée :**
Calories dépensées :

Aujourd'hui le :

Activité :   **Durée :**
Activité :   **Durée :**
Calories dépensées :

Aujourd'hui le :

Activité :   **Durée :**
Activité :   **Durée :**
Calories dépensées :

Aujourd'hui le :

Activité :   **Durée :**
Activité :   **Durée :**
Calories dépensées :

Aujourd'hui le :

Activité :   **Durée :**
Activité :   **Durée :**
Calories dépensées :

Mon carnet d'activités sportives

Aujourd'hui le : ________________________

Activité : ________________ **Durée :** ________________
Activité : ________________ **Durée :** ________________
Calories dépensées : ________________________

Aujourd'hui le : ________________________

Activité : ________________ **Durée :** ________________
Activité : ________________ **Durée :** ________________
Calories dépensées : ________________________

Le point sur la semaine :

Mon poids est de : ________________________

Combien d'activités sportives : ________________

Durée totale : ________________

Cumul des calories dépensées : ________________

Notes sur mon ressenti, mes objectifs :

____

____

____

Mon carnet d'activités sportives

Aujourd'hui le :

Activité :   **Durée :**
Activité :   **Durée :**
Calories dépensées :

Aujourd'hui le :

Activité :   **Durée :**
Activité :   **Durée :**
Calories dépensées :

Aujourd'hui le :

Activité :   **Durée :**
Activité :   **Durée :**
Calories dépensées :

Aujourd'hui le :

Activité :   **Durée :**
Activité :   **Durée :**
Calories dépensées :

Aujourd'hui le :

Activité :   **Durée :**
Activité :   **Durée :**
Calories dépensées :

Mon carnet d'activités sportives

Aujourd'hui le : _______________

Activité : _______________   **Durée :** _______________
Activité : _______________   **Durée :** _______________
Calories dépensées : _______________

Aujourd'hui le : _______________

Activité : _______________   **Durée :** _______________
Activité : _______________   **Durée :** _______________
Calories dépensées : _______________

Le point sur la semaine :

Mon poids est de : _______________

Combien d'activités sportives : _______________

Durée totale : _______________

Cumul des calories dépensées : _______________

Notes sur mon ressenti, mes objectifs :

____

____

____

Mon carnet d'activités sportives

Aujourd'hui le :

Activité :   **Durée :**
Activité :   **Durée :**
Calories dépensées :

Aujourd'hui le :

Activité :   **Durée :**
Activité :   **Durée :**
Calories dépensées :

Aujourd'hui le :

Activité :   **Durée :**
Activité :   **Durée :**
Calories dépensées :

Aujourd'hui le :

Activité :   **Durée :**
Activité :   **Durée :**
Calories dépensées :

Aujourd'hui le :

Activité :   **Durée :**
Activité :   **Durée :**
Calories dépensées :

Mon carnet d'activités sportives

Aujourd'hui le :

Activité :   **Durée :**
Activité :   **Durée :**
Calories dépensées :

Aujourd'hui le :

Activité :   **Durée :**
Activité :   **Durée :**
Calories dépensées :

Le point sur la semaine :

Mon poids est de :

Combien d'activités sportives :

Durée totale :

Cumul des calories dépensées :

Notes sur mon ressenti, mes objectifs :

Mon carnet d'activités sportives

Aujourd'hui le :

Activité :   **Durée :**
Activité :   **Durée :**
Calories dépensées :

Aujourd'hui le :

Activité :   **Durée :**
Activité :   **Durée :**
Calories dépensées :

Aujourd'hui le :

Activité :   **Durée :**
Activité :   **Durée :**
Calories dépensées :

Aujourd'hui le :

Activité :   **Durée :**
Activité :   **Durée :**
Calories dépensées :

Aujourd'hui le :

Activité :   **Durée :**
Activité :   **Durée :**
Calories dépensées :

Mon carnet d'activités sportives

Aujourd'hui le : ______________________________

Activité : ________________ **Durée :** ________________
Activité : ________________ **Durée :** ________________
Calories dépensées : ______________________________

Aujourd'hui le : ______________________________

Activité : ________________ **Durée :** ________________
Activité : ________________ **Durée :** ________________
Calories dépensées : ______________________________

Le point sur la semaine :

Mon poids est de : ______________________________

Combien d'activités sportives : ______________________________

Durée totale : ______________________________

Cumul des calories dépensées : ______________________________

Notes sur mon ressenti, mes objectifs :

____

____

____

Mon carnet d'activités sportives

Aujourd'hui le :

Activité :   **Durée :**
Activité :   **Durée :**
Calories dépensées :

Aujourd'hui le :

Activité :   **Durée :**
Activité :   **Durée :**
Calories dépensées :

Aujourd'hui le :

Activité :   **Durée :**
Activité :   **Durée :**
Calories dépensées :

Aujourd'hui le :

Activité :   **Durée :**
Activité :   **Durée :**
Calories dépensées :

Aujourd'hui le :

Activité :   **Durée :**
Activité :   **Durée :**
Calories dépensées :

Mon carnet d'activités sportives

Aujourd'hui le : ______________________________

Activité : ______________   **Durée :** ______________
Activité : ______________   **Durée :** ______________
Calories dépensées : ______________________________

Aujourd'hui le : ______________________________

Activité : ______________   **Durée :** ______________
Activité : ______________   **Durée :** ______________
Calories dépensées : ______________________________

Le point sur la semaine :

Mon poids est de : ______________________________

Combien d'activités sportives : ______________________________

Durée totale : ______________________________

Cumul des calories dépensées : ______________________________

Notes sur mon ressenti, mes objectifs :

____

____

____

Mon carnet d'activités sportives

Aujourd'hui le :

Activité :   **Durée :**
Activité :   **Durée :**
Calories dépensées :

Aujourd'hui le :

Activité :   **Durée :**
Activité :   **Durée :**
Calories dépensées :

Aujourd'hui le :

Activité :   **Durée :**
Activité :   **Durée :**
Calories dépensées :

Aujourd'hui le :

Activité :   **Durée :**
Activité :   **Durée :**
Calories dépensées :

Aujourd'hui le :

Activité :   **Durée :**
Activité :   **Durée :**
Calories dépensées :

Mon carnet d'activités sportives

Aujourd'hui le :

Activité :   **Durée :**
Activité :   **Durée :**
Calories dépensées :

Aujourd'hui le :

Activité :   **Durée :**
Activité :   **Durée :**
Calories dépensées :

Le point sur la semaine :

Mon poids est de :

Combien d'activités sportives :

Durée totale :

Cumul des calories dépensées :

Notes sur mon ressenti, mes objectifs :

Mon carnet d'activités sportives

Aujourd'hui le :

Activité :   **Durée :**
Activité :   **Durée :**
Calories dépensées :

Aujourd'hui le :

Activité :   **Durée :**
Activité :   **Durée :**
Calories dépensées :

Aujourd'hui le :

Activité :   **Durée :**
Activité :   **Durée :**
Calories dépensées :

Aujourd'hui le :

Activité :   **Durée :**
Activité :   **Durée :**
Calories dépensées :

Aujourd'hui le :

Activité :   **Durée :**
Activité :   **Durée :**
Calories dépensées :

Aujourd'hui le :

Activité :   **Durée :**

Activité :   **Durée :**

Calories dépensées :

Aujourd'hui le :

Activité :   **Durée :**

Activité :   **Durée :**

Calories dépensées :

Le point sur la semaine :

Mon poids est de :

Combien d'activités sportives :

Durée totale :

Cumul des calories dépensées :

Notes sur mon ressenti, mes objectifs :

Mon carnet d'activités sportives

Aujourd'hui le :

Activité :   **Durée :**
Activité :   **Durée :**
Calories dépensées :

Aujourd'hui le :

Activité :   **Durée :**
Activité :   **Durée :**
Calories dépensées :

Aujourd'hui le :

Activité :   **Durée :**
Activité :   **Durée :**
Calories dépensées :

Aujourd'hui le :

Activité :   **Durée :**
Activité :   **Durée :**
Calories dépensées :

Aujourd'hui le :

Activité :   **Durée :**
Activité :   **Durée :**
Calories dépensées :

Aujourd'hui le : ....

Activité : .... **Durée :** ....
Activité : .... **Durée :** ....
Calories dépensées : ....

Aujourd'hui le : ....

Activité : .... **Durée :** ....
Activité : .... **Durée :** ....
Calories dépensées : ....

Le point sur la semaine :

Mon poids est de : ....

Combien d'activités sportives : ....

Durée totale : ....

Cumul des calories dépensées : ....

Notes sur mon ressenti, mes objectifs :

....
....
....

Mon carnet d'activités sportives

Aujourd'hui le :

Activité :   **Durée :**
Activité :   **Durée :**
Calories dépensées :

Aujourd'hui le :

Activité :   **Durée :**
Activité :   **Durée :**
Calories dépensées :

Aujourd'hui le :

Activité :   **Durée :**
Activité :   **Durée :**
Calories dépensées :

Aujourd'hui le :

Activité :   **Durée :**
Activité :   **Durée :**
Calories dépensées :

Aujourd'hui le :

Activité :   **Durée :**
Activité :   **Durée :**
Calories dépensées :

Aujourd'hui le :

Activité :   **Durée :**
Activité :   **Durée :**
Calories dépensées :

Aujourd'hui le :

Activité :   **Durée :**
Activité :   **Durée :**
Calories dépensées :

Le point sur la semaine :

Mon poids est de :

Combien d'activités sportives :

Durée totale :

Cumul des calories dépensées :

Notes sur mon ressenti, mes objectifs :

Mon carnet d'activités sportives

Aujourd'hui le :

Activité :   **Durée :**
Activité :   **Durée :**
Calories dépensées :

Aujourd'hui le :

Activité :   **Durée :**
Activité :   **Durée :**
Calories dépensées :

Aujourd'hui le :

Activité :   **Durée :**
Activité :   **Durée :**
Calories dépensées :

Aujourd'hui le :

Activité :   **Durée :**
Activité :   **Durée :**
Calories dépensées :

Aujourd'hui le :

Activité :   **Durée :**
Activité :   **Durée :**
Calories dépensées :

Mon carnet d'activités sportives

Aujourd'hui le : ______________________

Activité : ______________________   **Durée :** ______________________
Activité : ______________________   **Durée :** ______________________
Calories dépensées : ______________________

Aujourd'hui le : ______________________

Activité : ______________________   **Durée :** ______________________
Activité : ______________________   **Durée :** ______________________
Calories dépensées : ______________________

Le point sur la semaine :

Mon poids est de : ______________________

Combien d'activités sportives : ______________________

Durée totale : ______________________

Cumul des calories dépensées : ______________________

Notes sur mon ressenti, mes objectifs :

____

____

____

Mon carnet d'activités sportives

Aujourd'hui le :

Activité :   **Durée :**

Activité :   **Durée :**

Calories dépensées :

Aujourd'hui le :

Activité :   **Durée :**

Activité :   **Durée :**

Calories dépensées :

Aujourd'hui le :

Activité :   **Durée :**

Activité :   **Durée :**

Calories dépensées :

Aujourd'hui le :

Activité :   **Durée :**

Activité :   **Durée :**

Calories dépensées :

Aujourd'hui le :

Activité :   **Durée :**

Activité :   **Durée :**

Calories dépensées :

Mon carnet d'activités sportives

Aujourd'hui le : ___________________________

Activité : _______________ **Durée :** _______________
Activité : _______________ **Durée :** _______________
Calories dépensées : ___________________________

Aujourd'hui le : ___________________________

Activité : _______________ **Durée :** _______________
Activité : _______________ **Durée :** _______________
Calories dépensées : ___________________________

Le point sur la semaine :

Mon poids est de : ___________________________

Combien d'activités sportives : ___________________________

Durée totale : ___________________________

Cumul des calories dépensées : ___________________________

Notes sur mon ressenti, mes objectifs :

____

____

____

Mon carnet d'activités sportives

Aujourd'hui le :

Activité :   **Durée :**
Activité :   **Durée :**
Calories dépensées :

Aujourd'hui le :

Activité :   **Durée :**
Activité :   **Durée :**
Calories dépensées :

Aujourd'hui le :

Activité :   **Durée :**
Activité :   **Durée :**
Calories dépensées :

Aujourd'hui le :

Activité :   **Durée :**
Activité :   **Durée :**
Calories dépensées :

Aujourd'hui le :

Activité :   **Durée :**
Activité :   **Durée :**
Calories dépensées :

Aujourd'hui le :

Activité :   **Durée :**
Activité :   **Durée :**
Calories dépensées :

Aujourd'hui le :

Activité :   **Durée :**
Activité :   **Durée :**
Calories dépensées :

Le point sur la semaine :

Mon poids est de :

Combien d'activités sportives :

Durée totale :

Cumul des calories dépensées :

Notes sur mon ressenti, mes objectifs :

Mon carnet d'activités sportives

Aujourd'hui le :

Activité :   **Durée :**
Activité :   **Durée :**
Calories dépensées :

Aujourd'hui le :

Activité :   **Durée :**
Activité :   **Durée :**
Calories dépensées :

Aujourd'hui le :

Activité :   **Durée :**
Activité :   **Durée :**
Calories dépensées :

Aujourd'hui le :

Activité :   **Durée :**
Activité :   **Durée :**
Calories dépensées :

Aujourd'hui le :

Activité :   **Durée :**
Activité :   **Durée :**
Calories dépensées :

Mon carnet d'activités sportives

Aujourd'hui le :

Activité :   **Durée :**
Activité :   **Durée :**
Calories dépensées :

Aujourd'hui le :

Activité :   **Durée :**
Activité :   **Durée :**
Calories dépensées :

Le point sur la semaine :

Mon poids est de :

Combien d'activités sportives :

Durée totale :

Cumul des calories dépensées :

Notes sur mon ressenti, mes objectifs :

Mon carnet d'activités sportives

Aujourd'hui le :

Activité :   **Durée :**
Activité :   **Durée :**
Calories dépensées :

Aujourd'hui le :

Activité :   **Durée :**
Activité :   **Durée :**
Calories dépensées :

Aujourd'hui le :

Activité :   **Durée :**
Activité :   **Durée :**
Calories dépensées :

Aujourd'hui le :

Activité :   **Durée :**
Activité :   **Durée :**
Calories dépensées :

Aujourd'hui le :

Activité :   **Durée :**
Activité :   **Durée :**
Calories dépensées :

Mon carnet d'activités sportives

Aujourd'hui le : ______________________

Activité : ______________   **Durée :** ______________
Activité : ______________   **Durée :** ______________
Calories dépensées : ______________

Aujourd'hui le : ______________________

Activité : ______________   **Durée :** ______________
Activité : ______________   **Durée :** ______________
Calories dépensées : ______________

Le point sur la semaine :

Mon poids est de : ______________________

Combien d'activités sportives : ______________________

Durée totale : ______________________

Cumul des calories dépensées : ______________________

Notes sur mon ressenti, mes objectifs :

____

____

____

Mon carnet d'activités sportives

Aujourd'hui le :

Activité :   **Durée :**
Activité :   **Durée :**
Calories dépensées :

Aujourd'hui le :

Activité :   **Durée :**
Activité :   **Durée :**
Calories dépensées :

Aujourd'hui le :

Activité :   **Durée :**
Activité :   **Durée :**
Calories dépensées :

Aujourd'hui le :

Activité :   **Durée :**
Activité :   **Durée :**
Calories dépensées :

Aujourd'hui le :

Activité :   **Durée :**
Activité :   **Durée :**
Calories dépensées :

Mon carnet d'activités sportives

Aujourd'hui le :

Activité :   **Durée :**
Activité :   **Durée :**
Calories dépensées :

Aujourd'hui le :

Activité :   **Durée :**
Activité :   **Durée :**
Calories dépensées :

Le point sur la semaine :

Mon poids est de :

Combien d'activités sportives :

Durée totale :

Cumul des calories dépensées :

Notes sur mon ressenti, mes objectifs :

Mon carnet d'activités sportives

Aujourd'hui le :

Activité :   **Durée :**
Activité :   **Durée :**
Calories dépensées :

Aujourd'hui le :

Activité :   **Durée :**
Activité :   **Durée :**
Calories dépensées :

Aujourd'hui le :

Activité :   **Durée :**
Activité :   **Durée :**
Calories dépensées :

Aujourd'hui le :

Activité :   **Durée :**
Activité :   **Durée :**
Calories dépensées :

Aujourd'hui le :

Activité :   **Durée :**
Activité :   **Durée :**
Calories dépensées :

Mon carnet d'activités sportives

Aujourd'hui le :

Activité :   **Durée :**
Activité :   **Durée :**
Calories dépensées :

Aujourd'hui le :

Activité :   **Durée :**
Activité :   **Durée :**
Calories dépensées :

Le point sur la semaine :

Mon poids est de :

Combien d'activités sportives :

Durée totale :

Cumul des calories dépensées :

Notes sur mon ressenti, mes objectifs :

Mon carnet d'activités sportives

Aujourd'hui le :

Activité :   **Durée :**
Activité :   **Durée :**
Calories dépensées :

Aujourd'hui le :

Activité :   **Durée :**
Activité :   **Durée :**
Calories dépensées :

Aujourd'hui le :

Activité :   **Durée :**
Activité :   **Durée :**
Calories dépensées :

Aujourd'hui le :

Activité :   **Durée :**
Activité :   **Durée :**
Calories dépensées :

Aujourd'hui le :

Activité :   **Durée :**
Activité :   **Durée :**
Calories dépensées :

Mon carnet d'activités sportives

Aujourd'hui le :

Activité :   Durée :
Activité :   Durée :
Calories dépensées :

Aujourd'hui le :

Activité :   Durée :
Activité :   Durée :
Calories dépensées :

Le point sur la semaine :

Mon poids est de :

Combien d'activités sportives :

Durée totale :

Cumul des calories dépensées :

Notes sur mon ressenti, mes objectifs :

Mon carnet d'activités sportives

Aujourd'hui le :

Activité :   **Durée :**
Activité :   **Durée :**
Calories dépensées :

Aujourd'hui le :

Activité :   **Durée :**
Activité :   **Durée :**
Calories dépensées :

Aujourd'hui le :

Activité :   **Durée :**
Activité :   **Durée :**
Calories dépensées :

Aujourd'hui le :

Activité :   **Durée :**
Activité :   **Durée :**
Calories dépensées :

Aujourd'hui le :

Activité :   **Durée :**
Activité :   **Durée :**
Calories dépensées :

Mon carnet d'activités sportives

Aujourd'hui le :

Activité :   **Durée :**
Activité :   **Durée :**
Calories dépensées :

Aujourd'hui le :

Activité :   **Durée :**
Activité :   **Durée :**
Calories dépensées :

Le point sur la semaine :

Mon poids est de :

Combien d'activités sportives :

Durée totale :

Cumul des calories dépensées :

Notes sur mon ressenti, mes objectifs :

Mon carnet d'activités sportives

Aujourd'hui le :

Activité :   **Durée :**
Activité :   **Durée :**
Calories dépensées :

Aujourd'hui le :

Activité :   **Durée :**
Activité :   **Durée :**
Calories dépensées :

Aujourd'hui le :

Activité :   **Durée :**
Activité :   **Durée :**
Calories dépensées :

Aujourd'hui le :

Activité :   **Durée :**
Activité :   **Durée :**
Calories dépensées :

Aujourd'hui le :

Activité :   **Durée :**
Activité :   **Durée :**
Calories dépensées :

Mon carnet d'activités sportives

Aujourd'hui le :

Activité :   **Durée :**
Activité :   **Durée :**
Calories dépensées :

Aujourd'hui le :

Activité :   **Durée :**
Activité :   **Durée :**
Calories dépensées :

Le point sur la semaine :

Mon poids est de :

Combien d'activités sportives :

Durée totale :

Cumul des calories dépensées :

Notes sur mon ressenti, mes objectifs :

Mon carnet d'activités sportives

Aujourd'hui le :

Activité :   **Durée :**
Activité :   **Durée :**
Calories dépensées :

Aujourd'hui le :

Activité :   **Durée :**
Activité :   **Durée :**
Calories dépensées :

Aujourd'hui le :

Activité :   **Durée :**
Activité :   **Durée :**
Calories dépensées :

Aujourd'hui le :

Activité :   **Durée :**
Activité :   **Durée :**
Calories dépensées :

Aujourd'hui le :

Activité :   **Durée :**
Activité :   **Durée :**
Calories dépensées :

Mon carnet d'activités sportives

Aujourd'hui le : ....

Activité : .... **Durée :** ....
Activité : .... **Durée :** ....
Calories dépensées : ....

Aujourd'hui le : ....

Activité : .... **Durée :** ....
Activité : .... **Durée :** ....
Calories dépensées : ....

Le point sur la semaine :

Mon poids est de : ....

Combien d'activités sportives : ....

Durée totale : ....

Cumul des calories dépensées : ....

Notes sur mon ressenti, mes objectifs :

....

....

....

www.ingramcontent.com/pod-product-compliance
Lightning Source LLC
Chambersburg PA
CBHW051216250726
48655CB00006B/2443